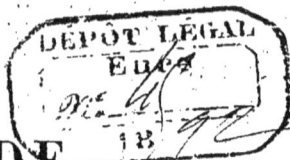

GUIDE

AUX

EAUX DE GRÉOULX

ET DE

DIGNE-LES-BAINS

EXTRAIT D'UNE BROCHURE

De M. le Dr JAUBERT, Ex-Médecin-Inspecteur de l'Etat

PARIS

LIBRAIRIE BAUDRY ET Cⁱᵉ, ÉDITEURS

15, RUE DES SAINTS-PÈRES, 15

1892

GUIDE

AUX

EAUX DE GRÉOULX

ET DE

DIGNE-LES-BAINS

GUIDE

AUX

EAUX DE GRÉOULX

ET DE

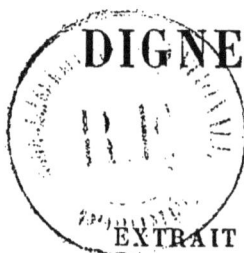

DIGNE-LES-BAINS

EXTRAIT D'UNE BROCHURE

De M. le Dr JAUBERT, Ex-Médecin-Inspecteur de l'Etat

PARIS

LIBRAIRIE BAUDRY ET Cie, ÉDITEURS

15, RUE DES SAINTS-PÈRES, 15

1892

HISTOIRE

DE GRÉOULX

L'histoire des eaux de Gréoulx, comme celle de la plupart des stations thermales, remonte à la plus haute antiquité, s'il faut en juger par les débris de constructions romaines que l'on y rencontre à chaque pas, par des *pierres votives*, des médailles, et quelques objets d'art retrouvés dans les fouilles. Le voisinage de Riez, la plus importante des villes gauloises, longtemps même avant la domination romaine, avait dû faire de Gréoulx une des sources les plus anciennement fréquentées. Leur renommée remonterait, d'après quelques auteurs, jusqu'aux Celtes et l'étymologie de *Gresilium*, nom latin de Gréoulx, viendrait des deux mots celtiques *Grezum*, douleurs, et *lin*, eau : *eau pour les douleurs*. « Il est inutile « de dire que la chute de Rome entraîna celle de nos « bains et que les siècles de barbarie qui passèrent alors « sur le monde, effacèrent jusqu'à la trace de leur exis- « tence... Ce ne fut que vers le XIIᵉ siècle que les Tem- « pliers retrouvèrent la source et songèrent à l'utiliser « pour leurs propres besoins. »

Réédifiés vers le commencement du xve siècle, à peu près vers la même époque que ceux de Digne, les bains de Gréoulx commencèrent à être utilisés dans le traitement des maladies chroniques, et, peu à peu, sur de nombreux succès, s'établit leur réputation. Aux grands personnages de l'ancienne Rome qui avaient laissé des traces de leur passage à Gréoulx, sont venus s'ajouter, à une époque plus récente, d'une part la princesse Pauline Borghèse, de l'autre Don Carlos, deux têtes couronnées dont le pays garde le souvenir.

TOPOGRAPHIE

Gréoulx, petit village de douze cents âmes, situé sur la limite des Basses-Alpes et du Var, s'élève sur le penchant d'un coteau, abrité contre les vents du Nord-Ouest. Sa position au centre de la Provence, sur le versant le plus méridional des Alpes, lui donne un climat tempéré que sa topographie particulière rend plus doux encore en le mettant à l'abri des variations subites de température. A ses pieds coule le Verdon, aux eaux limpides et fécondantes, d'où s'échappe, en été, cette brise qui tempère les ardeurs de la journée. Entouré d'un paysage riant et d'un sol des mieux accidentés, l'œil s'y repose sur de vastes coteaux boisés jusqu'au sommet, sur de belles vallées où la végétation se ressent de la richesse du sol, où l'olivier, le grenadier, le genêt d'Espagne, poussent librement et témoignent de la douceur du climat.

« C'est là, par le fait, une de ces précieuses stations

« trop peu vantées et si bien appropriées aux affections
« chroniques des voies respiratoires qui fuient les tem-
« pératures extrêmes, au rhumatisme et à tout le cor-
« tège des affections nerveuses qu'influencent, d'une
« manière toujours fâcheuse, les brusques variations
« atmosphériques si communes sur tout le littoral de la
« Méditerranée. »

GÉOLOGIE

La vallée de Gréoulx dont les limites naturelles sont à
l'Ouest, le *grès vert* et le *terrain tertiaire moyen* sur lequel
il s'appuie, au Nord et à l'Est, une ligne sinueuse de
montagnes *secondaires*, contournant, au Sud, les rochers
néocomiens qui bordent la rive gauche du Verdon, est
assise sur le *terrain néocomien*, formé, sur ce point, de
couches plus ou moins compactes d'une *marne bleue* qui
alterne avec des *calcaires jaunâtres* dont on fait une
excellente chaux hydraulique. Ces couches, excepté
dans les parties les plus ravinées, sont recouvertes par
des dépôts tertiaires semblables aux alluvions qui ont
formé la Crau. Sur quelques points apparaît le terrain
oxfordien. Le sol contient une grande quantité de fos-
siles, *céphalopodes* et autres, parmi lesquels il en est de
très précieux.

GRÉOULX

Le docteur Bennet, dans un travail tout récent, publié
en Angleterre, sur le danger des changements subits de
climat opérés par les communications rapides des chemins de fer, cite Gréoulx comme « sa station favorite ;
« il y consacre le plus pompeux éloge et en fait l'objet
« de son choix : Je ne pense pas, dit-il, que l'on puisse
« trouver une station intermédiaire plus agréable pour
« s'arrêter une quinzaine sur le chemin du Sud, et,
« en faisant de même au retour de Menton, Nice ou
« Cannes, d'Italie ou d'Espagne, de mai à juin, on
« neutralise, ainsi, les risques d'un changement trop
« subit. » (*Union médicale*, Chronique Étrangère, sep-
tembre 1863.)

Cette opinion, souvent reproduite dans les publications
du docteur Jaubert, se trouve également formulée dans
le *Guide pratique aux eaux minérales*, par le docteur
C. James. « J'entre dans ces détails, dit l'auteur, parce
« que les malades ne sont pas les seuls à venir réclamer
« de Gréoulx les bénéfices de ses sources minérales.

« Parmi les familles étrangères qui, du nord de l'Europe,
« se dirigent chaque année vers la Provence, fuyant, en
« automne, les approches de l'hiver et, au printemps,
« les premiers feux de l'été, un grand nombre s'arrêtent
« et séjournent quelque temps à ces bains, qui devien-
« nent ainsi une sorte de station intermédiaire entre les
« climats extrêmes. Grâce, en effet, à la longue chaîne
« de collines qui abritent la vallée contre les vents du
« nord-ouest, etc... »

Aux conditions climatériques qui ont fait jeter les
yeux sur Gréoulx, comme lieu de repos et de transition
pour les malades étrangers au midi de la France, s'ajou-
tent naturellement les conditions propres à l'établissement thermal lui-même, à ses eaux, à son site, à sa
facilité d'accès, aux ressources médicales qu'il peut
offrir. Peu d'établissements, en effet, reçoivent les malades d'aussi bonne heure et les gardent aussi tard. C'est
là un précieux élément de succès entre les mains de
l'administration actuelle qui fera tous ses efforts pour
entrer dans les vues des praticiens distingués qui ont
bien voulu prendre le patronnage de cette idée.

DESCRIPTION

DE LA SOURCE ET DE L'ÉTABLISSEMENT

L'établissement thermal et l'hôtel sont réunis dans un
même local, ce qui permet au malade de communiquer
de l'un à l'autre, sans passer au contact de l'air exté-
rieur.

C'est au-dessous du sol et à côté de la source même que sont construits les bains et les douches. Des baignoires en marbre blanc, disposées en autant de cabinets propres et bien éclairés, une étuve, une salle de pulvérisation, une piscine médicinale, une autre de natation, des cabinets de douches munis des appareils propres aux diverses applications de ce moyen, où se trouve également un système d'hydrothérapie, tels sont les éléments qui constituent le service médical à Gréoulx. L'eau coule partout d'une manière continue ; elle est d'une limpidité parfaite, très riche en barégines et onctueuse au toucher, laissant à la peau une sensation de souplesse très remarquable. Sa saveur est fade et légèrement salée ; son odeur sulfurée est mélangée à l'odeur du brôme ou de l'iode. Sa température, voisine de celle du sang, procure à la peau une sensation de douce chaleur ; mais cette sensation varie suivant les conditions thermométriques des surfaces cutanées ou de leur degré d'innervation.

ANALYSE DES EAUX

1,000 grammes donnent :

Acide sulfhydrique	0,00157
Azote	traces.
Résidu salin à 100°	2,610
» au rouge faible.	2,380
Sels solubles dans l'eau alcoolisée, S. V.	2,050
Sels insolubles	0,360
Matières organiques.	0,209

Sels solubles, insolubles et matières organiques : 2,619

SELS SOLUBLES

Sulfure de calcium	0,050	
Chlorure de sodium.	1,541	
» de magnésium.	0,195	
Sulfate de soude	0,150	2,059
Silice	0,010	
Alumine.	0,049	
Iodure et bromure de sodium	0,064	

SELS INSOLUBLES DANS L'EAU ALCOOLISÉE

Carbonate de chaux.	0,155	
» de magnésie	0,059	0,370
Sulfate de chaux	0,156	

Débit de la source : environ 17,000 hectolitres par jour.

« La simple énumération de leurs principes consti-
« tutifs démontre de quelle puissance doivent être
« douées des eaux qui réunissent, à la fois, les pro-
« priétés thérapeutiques des sulfures, celles des bro-
« mures et des iodures, et, enfin, celles des sels de soude
« et de magnésie. La proportion d'iode y est surtout
« considérable. » (Dr GRANGE, *Note sur les Eaux de
Gréoulx*. Paris, 1852.)

EXPORTATION DES EAUX

L'eau minérale peut être transportée sans rien perdre
de ses propriétés. Le plus grand soin préside à leur mise

en bouteille. On peut en faire directement la demande à l'administration. Prise à l'établissement, la bouteille est de 50 centimes, elle contient un litre, et porte le cachet de l'administration. On n'expédie pas moins de 25 bouteilles.

EMPLOI DES EAUX

On les utilise en boisson, bains, douches, vapeurs, poussières.

L'eau de Gréoulx n'est pas purgative ; son action, *à l'intérieur*, a lieu par les principes minéraux qu'elle contient ; l'iode entre autres. C'est un puissant adjuvant du traitement par les bains. La dose varie de 1 à 10 verres par jour, et même plus ; on les coupe souvent avec du lait ou de la tisane.

L'installation des *bains* est irréprochable au point de vue médical : on les prend à l'eau courante, c'est-à-dire à la température native de l'eau ; il faut quelquefois la refroidir. La durée des bains est indiquée, le plus souvent, par les médecins, et dépasse rarement une heure. Ce mode de traitement est très bien supporté par les malades.

Il n'en est pas toujours de même des *douches*, dont l'emploi demande plus directement l'intervention médicale ; leur mode d'administration varie, d'ailleurs, à l'infini. Les frictions et le massage employés avec discernement, en favorisent beaucoup l'effet. Le local qui y est destiné vient de subir de grandes réparations et améliorations.

Les bains de *vapeurs* sont annexés à la partie hydro-thérapique qui renferme les divers appareils propres à une installation de ce genre.

L'*inhalation* des vapeurs se fait dans toutes les parties de l'établissement, et principalement dans les grandes piscines.

AVANTAGES DE CETTE SOURCE

L'eau, avons-nous dit, est tellement abondante que, n'étant retenue par aucun moyen, elle coule, partout, sans interruption, entretenant dans les diverses parties de l'établissement une température des plus uniformes. Chaque baignoire est, par conséquent, une petite piscine où le corps se trouve en contact, à 36°,50, avec une eau qui se renouvelle sans cesse.

Voici d'ailleurs de quelle manière l'Académie de Médecine apprécie ces avantages dans les considérations générales qui sont en tête de l'Annuaire des eaux (II° partie, p. 334 et 345).

« Les bains les plus efficaces sont ceux qui sont pré-
« parés avec une eau thermale dont la température
« native se rapproche le plus de celle du corps humain;
« telles sont celles de Molitz, de Gréoulx et de Barèges...
« Les eaux thermales auxquelles on fait subir un long
« parcours avant d'être employées en bains et en
« douches, ne possèdent pas les mêmes propriétés cura-
« tives qu'à la source, parce qu'elles perdent constam-
« ment une partie de leur calorique et de leurs prin-

« cipes volatils; elles sont d'autant plus salutaires qu'on
« s'en sert plus près de leur point d'émergence. »

« Au point de vue physique, la chaleur des eaux
« thermales ne diffère pas de celle de nos foyers; mais,
« au point de vue thérapeutique, elle ne peut nullement
« lui être comparée; pour le médecin observateur,
« exempt de préjugés, la chaleur inhérente aux eaux se
« rapproche de celle du corps humain. »

Et plus loin :

« Pour que le bain minéral soit réellement salutaire
« il faut, pendant sa durée, entretenir dans la baignoire
« un courant d'eau continuel; le bain est, alors, bien
« plus actif que dans une eau dormante dont les gaz et
« le calorique diminuent progressivement ; peu de
« sources suffisent à une pareille dépense d'eau; cepen-
« dant à Gréoulx, les baigneurs jouissent de cet avan-
« tage. »

Cette opinion sortant du sein même de l'Académie
de Médecine, n'est-elle pas le plus bel éloge que l'on
puisse faire des eaux de Gréoulx.

DES MALADIES TRAITÉES PAR LES EAUX
DE GRÉOULX

Les maladies que guérissent le plus souvent nos *eaux
sulfureuses,* où l'*iode* paraît jouer un grand rôle, sont : le
rhumatisme sous toutes ses formes; les *maladies de la
peau,* les *dartres,* les *scrofules,* dans leurs manifestations
les plus variées; les *maladies des os* et celles des *articula-*

tions, les *engorgements,* les *tumeurs blanches,* les *caries;*
le *lymphatisme,* la *chlorose,* l'*anémie;* les *engorgements
glanduleux* et *ganglionnaires;* quelques *surdités;* les
pertes blanches, les *troubles de la menstruation,* certaines
maladie de l'utérus, la *stérilité;* les *accidents syphilitiques;*
la *phtisie;* les *catarrhes chroniques;* le *rachitisme;* beaucoup de *névralgies;* certaines *névroses,* quelques *para-
lysies,* etc.

« Le champ est vaste, comme on le voit, et d'autres
« maladies pourraient encore y trouver place; mais une
« simple nomenclature n'a aucun caractère scientifique.
« Une maladie varie par ses causes, par la constitution
« du sujet, ou par le fait d'affections concomitantes;
« c'est au médecin à juger de l'opportunité du traite-
« ment par les eaux et à guider son malade dans le
« choix qu'il va faire. Si toutefois nous avions à signaler,
« dans cette liste, quelques affections plus particulière-
« ment influencées par nos eaux, nous pourrions, à côté
« du rhumatisme et des affections cutanées que l'expé-
« rience a rendus tributaires, à tout jamais, des eaux
« thermales, citer, d'une part, toutes les maladies qui
« sont sous la dépendance de la diathèse scrofuleuse,
« surtout dans ses manifestations sur le tissu osseux;
« de l'autre, les affections des muqueuses, les névralgies
« et les névroses qui sont liées à des altérations de fonc-
« tions, quelques maladies de l'utérus et, enfin, les
« maladies des voies respiratoires sur lesquelles agissent
« si bien nos vapeurs minérales et notre climat méri-
« dional... C'est dans cette partie du cadre nosologique
« que nous pourrions trouver la grande majorité des
« cas que nous avons soignés, pendant les années qui
« viennent de s'écouler. »

CONSEILS AUX MALADES

« Parmi les questions auxquelles le médecin des eaux
« a le plus souvent à répondre, il en est une qui se pré-
« sente invariablement toutes les fois qu'un nouveau
« client a recours à ses conseils; c'est la question de la
« *durée du traitement*. Quel est le malade dont le premier
« soin n'a pas été, en arrivant, de s'informer du temps
« qu'il lui faudra consacrer à sa cure? Mais, quel est le
« médecin qui, sans mentir à sa conscience, oserait,
« d'avance, limiter la durée d'un traitement ou, même,
« en fixer la marche? Pour mon compte, j'établis en
« principe qu'il est impossible de rien prédire à ce sujet
« et que la succession des phénomènes peut seule
« guider dans cette opération. Que penser de cette déri-
« soire obligation de 21 jours imposée par l'usage,
« auprès de certaines sources; préjugé tellement enra-
« ciné qu'on a de la peine à l'ébranler?... Le plus sage
« est de s'en rapporter à l'opinion des hommes com-
« pétents, des médecins qui, depuis longtemps, étudient,
« sur les lieux, l'action des eaux. S'agit-il, en effet,
« d'une affection rhumatismale peu invétérée, une quin-
« zaine de bains pourront, peut-être, la faire disparaître:
« mais, dans le rachitisme, dans les scrofules, dans
« toutes les affections profondément diathésiques, peut-
« on espérer de puissantes modifications de l'organisme
« sans un traitement d'une durée raisonnable, sans le
« concours de plusieurs saisons? Guérit-on en quinze
« jours une maladie qui, souvent, dure depuis plus de

« quinze ans? Si l'on obtient de beaux résultats dans
« quelque jours de traitement, comment ne pas accorder
« toute confiance à un traitement soutenu, dût-il être de
« plusieurs mois, de plusieurs années même! L'ancien
« usage de faire *deux saisons*, à Gréoulx, s'appuyait sur
« des considérations pratiques d'une haute valeur; et si,
« dans la plupart des affections chroniques, on n'y
« recourt pas toujours, ce ne peut être que par ignorance,
« ou par des considérations sans valeur quand il s'agit
« de la santé ou de la vie... etc. »

Les conseils purement médicaux qui font la suite de
cet article et auxquels nous ne pouvons que renvoyer le
lecteur, témoignent du sens profondément pratique et
de la longue expérience de leur auteur.

TARIF DES EAUX

Bains.	2 fr.
Douches	2 »
Appareils pour injection ou irrigation.	1 »
Inhalation.	1 »
Bains de pied et de siège.	1 »
Pulvérisation	1 »
Massage . . . . 1 ou	2 »

RÈGLEMENT

L'usage des eaux, sous quelque forme que ce soit, est
libre et indépendant de tout contrôle médical. C'est au
malade à apprécier s'il a, oui ou non, besoin des conseils du médecin; et il est bien entendu qu'il ne lui doit

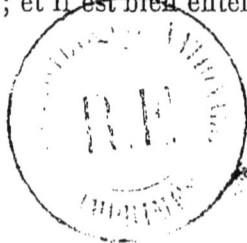

une rétribution qu'autant qu'il aura eu recours à son avis ou à ses soins.

Le malade, averti un quart d'heure à l'avance, doit se rendre au bain à l'heure qui lui a été fixée ; en cas de retard de sa part, la durée du bain sera réduite d'autant, dans l'intérêt du service, ou bien l'employé désignera, pour ce jour-là, une des heures vacantes.

La durée du bain ne peut, sous aucun prétexte, être prolongée au delà d'*une heure* sans une autorisation spéciale.

Le médecin loge dans l'établissement : il a ses heures de cabinet qui varient, suivant les besoins de son service, et ses heures de visite matin et soir, pour les personnes qui le font appeler.

HOTELS ET RESTAURANTS

L'établissement thermal est surmonté d'un vaste hôtel pouvant recevoir environ quatre cents personnes. Cet hôtel est tenu avec tout le soin et le confortable que peuvent réclamer des malades. Le prix des chambres y varie depuis 1 fr. 50 jusqu'à 12 fr. par jour. On y trouve des appartements fraîchement décorés dont les prix varient de 8 à 14 fr. par jour. Un appartement complet de quatre à cinq pièces, avec cuisine, écurie et remise, coûte de 15 à 30 fr. par jour. Ces prix, invariables d'ailleurs, ne sont pas exagérés si on les compare à ceux de la plupart des eaux des Pyrénées, où les prétentions des *logeurs* s'élèvent d'ordinaire en raison de l'affluence des baigneurs.

Un lit de supplément, est taxé à 1 fr. L'adjonction de

tel ou tel autre meuble se paie d'après un tarif raisonnable.

On trouve dans cet hôtel un restaurant à la carte et deux tables d'hôte, ces dernières au prix de 6 fr. et de 5 fr. par jour.

Il existe, en outre, dans un périmètre rapproché, des hôtels et des restaurants tout à fait indépendants de l'établissement et quelques maisons particulières (1).

L'hôtel des bains possède un vaste et beau salon, ouvert tous les soirs et servant à la fois de salle de bal, de concert ou de spectacle, On y perçoit un droit d'entrée proportionnel s'élevant à 15 fr. pour une seule personne, à 25 fr. pour deux personnes, à 30 fr. pour trois et au-dessus.

Un vaste parc, des bosquets ombragés et de belles avenues entourent l'établissement et permettent des promenades variées à toutes les heures de la journée. La maison possède un cercle, nouvellement restauré, avec salon de conversation. Un café, où se trouvent les principaux journaux. Une chapelle intérieure desservie par le clergé de Gréoulx. Le restaurant, le cercle et le café font l'objet d'une administration particulière.

COURRIER

Distribution des lettres, le matin, à 7 heures ; le soir, à 4 heures. Levée de la boîte, le soir, à 7 heures. L'éta-

(1) Nous insistons sur ce point pour faire savoir que l'on peut vivre à Gréoulx, comme on l'entend, et aussi économiquement sinon plus que partout ailleurs.

blissement possède une boîte dont la levée se fait à
7 heures et demie.

Gréoulx possède un bureau télégraphique.

LECTURE

L'Établissement reçoit les principaux journaux qui
sont déposés au cercle; il possède une bibliothèque qui
est à la disposition des baigneurs. De plus, on trouve,
chez le concierge, à louer ou à acheter la plupart des
volumes constituant la *Bibliothèque des chemins de fer*.

MOYENS D'ARRIVER A GRÉOULX

On peut arriver à Gréoulx par les stations, voisines, de
Manosque et de **Mirabeau**, sur la ligne de Lyon à Marseille, par Grenoble.

Des omnibus spéciaux font le trajet de Gréoulx à l'une
de ces deux gares en 1 heure et demie. Ils partent tous
les jours de **Manosque** à midi, et de **Mirabeau** à midi
et à 7 heures du soir. On préfère généralement arriver
par Mirabeau à cause du double service d'omnibus.

On peut avoir une voiture particulière à quelque heure
que ce soit, en écrivant ou télégraphiant à l'Établissement.

PROMENADES ET EXCURSIONS

Autour des bains, et dans un rayon assez limité, se pré-
sentent :

Le *village de Gréoulx*, surmonté de son vieux *château*, dont la construction remonte à l'époque des Templiers. Sa cour intérieure, en forme de cloître, et son portail, sont en assez bon état pour rappeler la destination première de l'édifice. On y arrive par des rues tortueuses, dont l'alignement suit, le plus souvent, les anciens murs d'enceinte où quelques portes subsistent encore.

Les Aires, d'où la vue embrasse toute la vallée du Verdon.

Laval, un site ravissant, aussi remarquable par la beauté de ses eaux et de ses ombrages que par les souvenirs historiques qui s'y rattachent. Laval était autrefois une annexe de l'établissement; c'est aujourd'hui une propriété particulière qu'il est facile de visiter.

Dans un périmètre aussi rapproché, et en remontant le cours du Verdon, que l'on traverse sur un pont en fil de fer, s'offrent divers buts de promenades : la chapelle de *Notre-Dame-des-Œufs*, la Grotte-du-Chevalier, quelques gorges boisées d'un aspect pittoresque. D'un autre côté, la *jonction du Callostre et du Verdon ;* puis *Linau*, la *Bastide-Blanche*, le *château* de Rousset, et plus loin, celui de Cadarrache, d'où la vue embrasse toute la vallée de la Durance, depuis le pont de Mirabeau jusque bien au-dessus de Manosque.

Enfin, comme excursions, toutes les petites localités voisines offrant, chacune, un intérêt particulier : *Manosque*, la ville la plus importante du département; *Saint-Julien*, sur son rocher; *Saint-Martin-de-Brôme*, avec sa tour; *Allemagne* et ses châteaux; *Riez*, dont les ruines romaines sont partout citées; puis *Moustiers*, le site le plus merveilleux de toute la Provence, plus connu par ses anciennes fabriques de poteries, par sa vieille église et par la fameuse chaîne qui, depuis les Croisades, relie les deux sommets de la montagne; enfin *Fontaine-l'Evêque*, qui est, après Moustiers, le point le plus curieux à voir'; la beauté du site, sa riche végétation, les beaux ombrages et les souvenirs qui s'y rattachent en font l'attrait. On compare sa source, pour le volume, à celle de Vaucluse.

DISTANCE DE GRÉOULX

AUX LOCALITÉS CIRCONVOISINES

Vinon	7	kilomètres
Cadarrache	14	»
Rousset	12	»
Manosque	16	»
Valensoles	12	»
Laval	2	»
Linau	4	»
Saint-Martin	5	»
Allemagne	11	»
Riez	20	»
Moustiers	32	»
Fontaine-l'Evêque	33	»
Digne	64	»
Aix	51	»
Marseille	80	»

Une administration particulière tient à la disposition des baigneurs des chevaux de selle et des voitures, à des prix modérés. On trouve également dans le village quelques chevaux et quelques voitures; mais, principalement, des ânes qui sont très recherchés pour les promenades.

CHASSE ET PÊCHE

Il est peu de pays aussi giboyeux que les environs de Gréoulx ; le lièvre, le lapin et la perdrix y abondent, sans compter tout le gibier de passage.

Le Verdon et le Callostre sont deux rivières assez poissonneuses pour permettre divers genres de pêches. On y trouve la truite, le barbot, le meunier et quelques petites espèces de poissons.

DIGNE-LES-BAINS

L'établissement de Digne, situé à 3 kilomètres de la ville de ce nom, appartient aux mêmes propriétaires que celui de Gréoulx, dont il est, par la nature de ses eaux, une précieuse succursale. Sulfureuses et plus sensiblement salines que celles de Gréoulx, ces eaux, dont la température s'élève jusqu'à 45°, se divisent en quatre sources, dont l'une est tout à fait froide. Une étuve naturelle s'ouvrant dans les rochers qui dominent l'établissement thermal, reçoit les vapeurs minérales à une température très élevée : elle est l'objet d'une juste admiration.

Digne reçoit, chaque année, un certain nombre de malades qui regrettent de ne pas y trouver un local en harmonie avec l'importance de la source. Cependant, les améliorations apportées par l'administration témoignent d'une sollicitude que les événements seuls n'ont pas permis d'appliquer complètement, mais qui trouvera, dans un avenir prochain, les moyens de faire pour cet établissement ce qu'elle a fait pour Gréoulx.

Plusieurs diligences arrivent à Digne, partant de Marseille, d'Aix, d'Avignon et de Castellane.

Il y a un restaurant dans l'établissement à des prix très modérés : table d'hôte et service à la carte.

Pour plus amples renseignements, s'adresser à Gréoulx, au Directeur de l'Etablissement.

PROPORTION

DANS LAQUELLE

LES DIVERSES MALADIES CHRONIQUES

SE PRÉSENTENT A GRÉOULX

AVEC LEUR FRÉQUENCE D'ASSOCIATION

MALADIES de LA PEAU.	Eczéma 87		42 lymphat. et scrofules.
	Impétigo 22		82 rhumatismes.
	Ecthyma 24		15 névralgies.
	Porrigo 6		20 névroses.
	Acné........ 36	311	16 syphilis.
	Prurigo 26		28 aff. des org. génit.-ur.
	Lichen 19		26 — de la resp.
	Pityriasis.... 48		29 — de la dig.
	Psoriasis 36		53 cas isolés.
	Eléphantiasis. 7		

SCROFULE.	Affections scrofuleuses.	109	25 lymphatisme.
			12 rhumatismes.
			4 névralgies.
			21 névroses.
			9 syphilis.
			12 aff. des org. génit.-ur.
			16 — de la resp.
			3 — de la dig.
			7 cas isolés.

SYPHILIS.	Affections syphilitiques.	34	6 lymphat. et scrofules.
			9 herpétisme.
			2 rhumatismes.
			2 névralgies.
			6 névroses.
			2 aff. des org. génit.-ur.
			4 — de la resp.
			3 cas isolés.

RHUMA-TISME.	Rhum. musc. 48 — articul.... 72 — musc.-artic. 77 — lombaire.. 18 — névralgique 29 — hydarthriq. 24 Rétrac. musc. 6 Nodosités.... 9 Rétr. et nodos. 5 Goutte....... 4	292	31 lymphat. et scrofules. 73 herpétisme. 12 syphilis. 25 névroses. 34 aff. des org. génit.-ur. 28 — de la resp. 32 — de la dig. 9 goutte. 48 cas isolés.
MALADIES des MUQUEUSES	Angine...... 20 Laryngite.... 16 Bronchite.:.. 18 Phtisie...... 37 Leucorrhée.. 19 Métrite chron. 35	145	36 lymphat. et scrofules. 42 herpétisme. 27 rhumatismes. 14 syphilis. 5 névroses. 21 cas isolés.
MALADIES NERVEUSES	Névroses div. 26 Paralys. div. 21	47	2 lymphat. et scrofules. 10 herpétisme. 6 rhumatismes. 3 syphilis. 7 aff. des org. génit.-ur. 2 — de la resp. 3 — de la dig. 14 cas isolés.
MALADIES DIVERSES	Anémie...... 4 Chloro-aném. 16 Surdité...... 3 Entorse..... 21 Fract. et bl. d'arm. à feu. 18	62	

1,000

OUVRAGES

PUBLIÉS

SUR LES EAUX DE GRÉOULX

---

1. *Discours sur les Bains de Gréoulx, en Provence;* la composition des minéraux qui sont en leur source, etc..., par Jacobus Fontanus, de St-Maximin; Aix, 1619, in-12, chez Tolosan, libraire.
2. *Hydrologie, ou Discours des Eaux,* contenant le moyen de connaître parfaitement les qualités des fontaines chaudes tant occultes que manifestes, et l'adresse d'en user avec méthode et particulièrement de celles de Gréaux, par Jean de Combe, D. M. Aix, 1645, in-12, chez Etienne David.
3. .... *Au commencement du XVIII° siècle,* par M. Bernard, D. M.
4. *Traité sur les Eaux Minérales de Gréoulx,* en Provence, où l'on examine la nature des Eaux, leurs propriétés et la manière de s'en servir pour la guérison des maladies, par M. Esparron, D. M ; Aix, 17... in-12.

    2° Edition, revue, corrigée et augmentée, publiée par M. Gravier, prêtre et propriétaire des Bains, Aix, 1753. Vve Jh. David, et Esprit David, in-12.
5. *Nouveau traité des Eaux Minérales de Gréoulx,* en Provence, où l'on examine, etc..., par Darluc, D. M., Aix, 1777, in-18, chez André Adibert.
6. *Traité des Eaux Minérales de Gréoulx,* en Provence, par M. Darluc, D. M., professeur de botanique à l'université d'Aix, etc., Aix, 1806, in-8°, chez François et Joseph Mouret.
7. *Histoire Médicale et Chimique des Eaux de Gréoulx,* par L.-J.-M. Robert, D. M., 1807.

2e Edition, avec des observations chimiques, recueillies
en 1807 et 1808, par L.-J.-M. Robert, Méd. consultant de
S. A. I. la princesse Pauline, etc., Marseille, 1810, in-12,
imprim. Simonin et Réquier.

8. *Traité des Eaux Minérales de Gréoulx*, par Darluc, augmenté
de l'analyse chimique, par M. Laurens, pharmacien à
Marseille; nouvelle édition augmentée de plusieurs observations, par M. Doux, D. M., inspect. du gouvernement,
Paris, 1821, in-18, imp. Boucher.

9. *Topographie médicale des Eaux thermales sulfureuses de
Gréoulx*, en Provence, par A. Dauvergne (de Valensoles),
D. M. Paris, 1833, in-8º, imp. P. Dupont.

10. *Eaux Minérales sulfureuses thermales de Gréoulx*, Basses-
Alpes. — 1er mémoire, *des rhumatismes et des névralgies*,
par le D. Doux, Méd. insp. du gouvernement; Nîmes,
1847, in-8º, imp. Durand-Belle.

11. *Notice sur les Eaux Minérales de Gréoulx*. — Analyse chimique et exposé de leurs propriétés thérapeutiques par le
Dr Grange, Paris, 1852, in-8º, imp. Dubois et Vert.

12. *Guide aux Eaux de Gréoulx*, Basses-Alpes, par le Dr J.-B.
Jaubert, Méd. insp. du gouvernement, Marseille, 1859,
in-18, typ. et lith. Barlatier-Feissat et Demonchy.

2e Edition. — Guide to the Waters of Gréoulx (Lover
Alps), by Dr J.-B. Jaubert, Marseille, 1859. Printed by
Barlatier-Feissat et Demonchy.

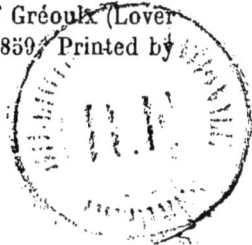

TABLE DES MATIÈRES

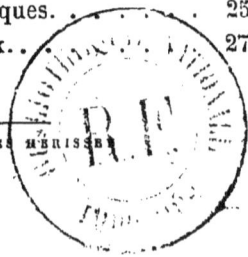

ÉVREUX, IMPRIMERIE DE CHARLES HÉRISSEY

www.ingramcontent.com/pod-product-compliance
Lightning Source LLC
Chambersburg PA
CBHW070739210326
41520CB00016B/4510